Zine Clínicas de Borda

COLEÇÃO:
1. PsiMaré (Rio de Janeiro/RJ)
2. MOVE: Movimentos Migratórios e Psicologia (Curitiba/PR)
3. ClínicAberta de Psicanálise de Santos (Santos/SP)
4. Falatrans (Juiz de Fora, UFJF/MG)
5. Ocupação Psicanalítica (Belo Horizonte/MG; Rio de Janeir/RJ; Vitória/ES; Santo Antônio de Jesus/BA)
6. Estação Psicanálise (Campinas/SP)
7. Coletivo Margem Psicanálise (Fortaleza/CE)
8. Coletivo Intervenção: por uma psicanálise clinico-política
9. Rede Sur (São Paulo/ SP)
10. **Roda de escuta/grupos flutuantes LGBTQI+ (Aracajú/SE)**
11. Clínica Periférica de Psicanálise (São Paulo/SP)
12. Clínica do Cuidado Belo Monte (Altamira/PA; São Paulo/SP)
13. Coletivo Psicanálise e Política e Cotidiano Refugiado (Rio de Janeiro/RJ)
14. Projeto Gradiva (Porto Alegre/RS)
15. Museu das Memórias (In)Possíveis (Porto Alegre/RS)
16. Psicanálise na Rua (Cuiabá/MT)
17. Coletivo Testemunho e Ação/SIG (Porto Alegre/RS)
18. Margens Clínicas (São Paulo/SP)
19. Psicanálise na Praça Roosevelt (São Paulo/SP)
20. Psicanálise no Jacarezinho (Rio de Janeiro/RJ)
21. Mutabis (São Paulo/SP)
22. Clínica Aberta Casa do Povo (São Paulo/SP)

"HÁ UM IMPACTO
QUE EXTRAPOLA
A QUESTÃO
DOS ATENDIMENTOS
NA RODA."

A roda começa a girar:

A nossa história se inicia – e se desenrola até hoje – física, mas também virtualmente, na Universidade Federal de Sergipe, em seu Serviço de Psicologia Aplicada, estando ligada ao Programa de Pós Graduação em Psicologia e, mais exatamente, à Linha de Pesquisa Psicanálise e Cultura Contemporânea. O ponto de partida, a largada, se deu no encontro das atividades de Extensão com as da Pesquisa, mas também por meio de diferentes trabalhos clínicos que vinham sendo desenvolvidos junto à chamada população trans. Esse momento foi de reencontro de alguns de nós com a militância LGBTTQIAP+ e com questões ditas identitárias, tanto aquelas referidas à dimensão social quanto à esfera subjetiva, íntima, pois quem primeiro empurrou a roda foram dois psicanalistas autodeclarados gays.

A experiência no ambulatório de acolhimento a pessoas trans da nossa Universidade, no já distante ano de 2017, foi decisiva deste começo. O ambulatório, que deveria atender a população de todo o estado de Sergipe, fica na cidade de Lagarto, distante cerca de 100 km da capital Aracaju. As pessoas precisavam ir no ônibus fornecido pelo governo do estado e passar grande parte do dia em uma sala de espera enquanto esperavam o atendimento por diversos profissionais: fonoaudióloga, endocrinologista, ginecologista, assistente social, farmacêutica, psiquiatra e psicóloga. Foi exatamente essa espera o gatilho inicial.

A ideia era transformar aquele momento de espera em um tempo de escuta e de troca de experiências, potencializando o encontro daquelas pessoas que compartilhavam uma vivência, mas que muitas vezes a viviam em completa solidão. Nosso ideal era a construção de um espaço onde as pessoas pudessem falar livremente e trocar experiências, subvertendo, na medida do possível, a hierarquia estabelecida entre especialistas e usuárias, valorizando falas e vivências e possibilitando a formação de múltiplas transferências e vínculos.

A nossa saída do ambulatório coincidiu com a chegada, ao Programa de Pós-graduação, de um doutorando cuja pesquisa se debruçava sobre as condições de escuta à população LGBTTQIAP+ e que possuía, em sua bagagem, alguns anos atendendo pessoas trans em contextos diversos. O projeto Roda de escuta LGBTTQIAP+ surgiudesse encontro e do interesse de um grupo de alunos e professores na construção do que vimos chamando de "dispositivos de escuta não terapêuticos", ou seja, não vinculados ou não submetidos ao dispositivo médico-terapêutico – e também jurídico –, que regula o chamado processo transexualizador e se faz tão presente no grande processo de medicalização da experiência subjetiva que testemunhamos.

O objetivo é simplesmente atender as demandas da comunidade por um espaço de fala e de escuta coletivo para a população LGBTTQIAP+ em Sergipe (SE), um espaço idealmente não patologizante e não hierarquizado.

Desde o início nos inspiramos nos "grupos de acolhimento", que se propõem a articular o funcionamento de dispositivos de escuta analítica a certa resistência à medicalização e psiquiatrização do sofrimento e também nas diversas práticas que visam o acolhimento de sujeitos e grupos em situação de vulnerabilidade.

A partir dessa inspiração, tentamos nos distanciar do significante "grupo" para uma proposta de "roda", imaginando a construção de um espaço em que a palavra e a escuta circulassem, não ficando presas à proposta de um ator "psi".

A escolha do termo "roda" tem por princípio a proposta de transformar as rodas de conversa em rodas de escuta, como gesto estratégico e simbólico de escutar mais e falar menos, com o objetivo de um espaço horizontal de troca, aprendizagem e ampliação. Trata-se de pensar em algo que permita o movimento a partir de uma escuta atenta ao seu lugar e aos efeitos consequentes desse lugar. Ademais, o interesse em propor a roda se justificava pela necessidade de uso de formas de resistência contra as formas de poder que atualizam diferentes condições de vulnerabilidade, violência, patologização, discriminação e estigmatização da população LGBTTQIAP+ no Brasil, construindo um espaço seguro onde a fala dos sujeitos seja privilegiada, não como manifestação patológica que exige correção ou resposta imediata, mas como possibilidade de fazer aparecer outra dimensão da queixa que singularize o pedido de ajuda, quando e se ele existir e que também não antecipe ou crie pressuposições e condições prévias de sofrimento.

O projeto da roda foi instituído oficialmente como projeto de extensão na

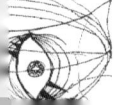

UFS em janeiro de 2020. A importância estratégica tanto da roda como de grupos de acolhimento e dispositivos de escuta analítica não patologizante de sujeitos e grupos em situação de vulnerabilidade está situada na ideia da criação de novas estruturas de escuta e transformação social por meio da reestruturação de redes de apoio e acolhimento de cada um e, ainda, na oferta de um espaço de agenciamento e interrogação das demandas que possam, de forma ética, despatologizar e reconhecer novas matrizes de inteligibilidade, rompendo com o circuito segundo o qual a queixa/sofrimento trazida pelo sujeito em questão teria uma resposta imediata a partir de um mediador (psicólogo/psicanalista/psiquiatra).

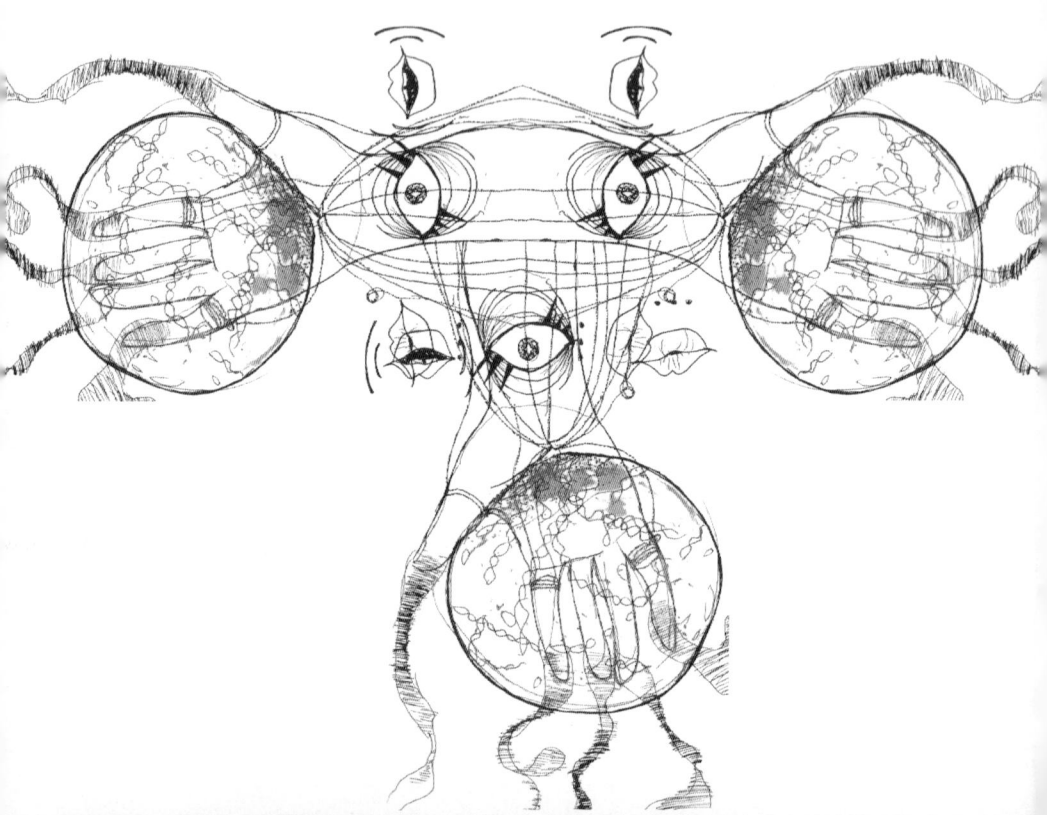

"GOSTO DE COMO REMETE A IDEIA DE CIRCULAR A PALAVRA
COMO UM MOVIMENTO CONSTANTE.
A CADA ATENDIMENTO/DISCUSSÃO CLÍNICA
É COMO SE MUDASSE ALGO,
UMA NOVA VISÃO SOBRE ALGUMA COISA
E ESSA ALGUMA COISA
SE REFLETE
EM TUDO."

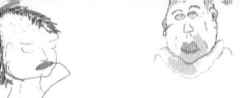
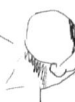

O que cai na roda?

A Roda oferece formação teórica e supervisão clínica a alunos de Graduação e Pós-graduação da nossa universidade, atendendo ao tripé ensino-pesquisa-extensão, que deve caracterizar a universidade pública e gratuita, bem como os profissionais voluntários que nos ajudam a abrir a roda e atender mais pessoas.

Nosso objetivo principal é a criação de espaços coletivos de escuta marcados pela multiplicação das falas e enfrentamentos das hierarquias, discursos e dispositivos de poder que têm marcado o acolhimento psicanalítico de pessoas LGBTTQIAP+, em especial de pessoas que vivem experiências transidentitárias. Queremos ver funcionar grupos flutuantes e abertos, onde a palavra circule sem respeitar hierarquias e sem objetivos ou temas pré-definidos.

Hoje, oferecemos majoritariamente atendimento psicoterápico individual no formato on-line, ainda em consequência dos efeitos das medidas sanitárias de combate à pandemia de COVID-19 – quando fomos todos mandados para casa com nossos afetos, palavras e dores – e em função de problemas na infraestrutura física do SPA que impedem temporariamente o retorno às atividades presenciais.

Procuramos associar essa oferta de atendimento individual à construção de novos dispositivos de escuta psicanalítica, voltados para populações socialmente vulneráveis e a uma investigação sobre os limites e possibilidades da clínica psicanalítica na atualidade, face as novas demandas, especialmente aquelas vinculadas ao contexto sócio-político, em particular a questões identitárias.

Queremos manter como eixo principal e inspiração maior do nosso trabalho a formação de rodas de conversa onde a palavra circule de forma horizontal e sem vinculação com qualquer projeto terapêutico pré-definido, estando o atendimento psicanalítico individual disponível para aqueles que o demandem, sendo esse tipo de laço oferecido a partir de demandas surgidas no grupo.

  Sonhamos romper com os alicerces de um modelo tradicional de estruturas de cuidado e de escuta, na perspectiva de pensar que o problema ou sofrimento de um pode interessar, comover e, até mesmo, provocar efeitos terapêuticos no outro. Seu objetivo é instalar condições mínimas para que cada participante se defronte com a sua própria

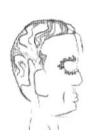
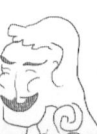

demanda, decantando-a a partir do encontro com o outro em um espaço coletivo, constituindo um processo associativo sempre em marcha, onde se possa pensar a singularidade do desejo de cada um ao articulá-lo a um saber compartilhado e ao encontro de significantes em comum.

Queremos privilegiar a importância, a potência e a arte do encontro por meio da troca de experiências de cada participante, onde cada um possa desenvolver um aprendizado conjunto e, também, refletir sobre a experiência de si, a partir de situações compartilhadas e singulares; inventando soluções não previstas.

Para isso, imaginamos grupos abertos, flutuantes, e em um acolhimento constante, com a intenção de que, em cada encontro, se produzam efeitos subjetivos a partir da construção de um espaço seguro, sustentado pela reflexão coletiva que permite ensaios e pensamentos críticos sobre as diversas questões postas na roda.

Não se trata, portanto, de um espaço de triagem ou de tratamento, mas sim de um espaço cujo princípio é levar em conta os dados de realidade sobre as estruturas de violência e iniciar, com uma proposta de combater e problematizar a condição de estigmatização, discriminação, segregação, desinformação e falta de acesso a espaços de saúde mental, oferecendo acolhimento, escuta e encaminhamento qualificado para experiências dissidentes da norma binária de gênero. Inicialmente, pensamos que tal espaço somente seria possível se pensado como instrumento de elaboração singular e coletivo e, para isso, se tornou necessário abrirmos mão de qualquer condição prévia de inteligibilidade identitária, de sofrimento, mas, principalmente, diagnóstica.

Esse posicionamento é pensado em uma articulação político-clínica que desfaz a noção de psicopatologia das orientações sexuais e identidades de gênero historicamente situada nas instituições e nas práticas da psicologia, da psiquiatria e da própria psicanálise. Nesse cenário, a roda pretende colocar em ação uma forma diferencial de trabalho por meio do ato de escutar a singularidade, não abrindo mão dos dados de realidade enunciados pelo coletivo, possibilitando uma ruptura com o paradigma tradicional de tratamento e não limitando o sujeito a suas questões sexuais e identitárias.

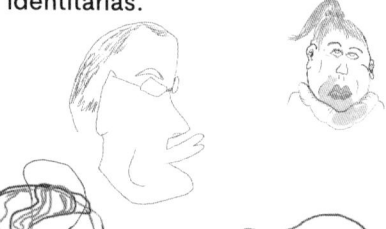
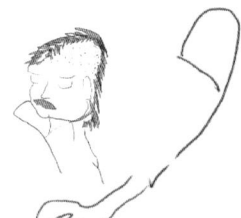

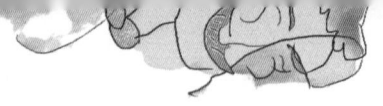

Não inventamos a roda.

Na construção do projeto, nos baseamos na metodologia dos grupos de recepção descritos, que ganharam força na rede pública de saúde mental, apresentados nos trabalhos de Ana Cristina Figueredo e Sérgio Levcovitz, dentre outros. A premissa central que este modelo de trabalho em grupo propõe é um rompimento com qualquer possibilidade dedefinirmospreviamentea demanda de todos os sujeitos que buscam atendimento. Trata-se da possibilidade de oferecer um espaço de "decantação" da demanda que não se baseie na atribuição imediata de um diagnóstico ou na psicologização ou psiquiatrização automáticas das queixas e experiências trazidas pelas usuárias e usuários do serviço. Desse modo é também colocada em questão qualquer possibilidade do serviço ofertado antecipar e unificar a demanda dos sujeitos e pode-se, assim, pensar num funcionamento grupal orientado pelas palavras e afetos postas em movimento entre os participantes, de modo que o acolhimento e mesmo os destinos do grupo não estejam submetidos a um saber médico, jurídico e terapêutico, o que é muito comum quando pensamos a organização de "grupos" pelos diversos campos das psicologias.

O que os autores propõem é um posicionamento ético, uma relação horizontal entre aqueles que falam, a partir da qual cada membro do grupo pode atuar como agente de elaboração e, por outro lado, sofrer a ação das falas, histórias, enredos, opiniões ou sugestões dos demais.

Ao lado dos grupos de acolhimento, outras influências e inspirações estiveram presentes desde o início e nos acompanham até hoje. Em primeiro lugar, a própria luta política das dissidências sexuais e, em particular, o movimento das pessoas trans (contra as diversas formas de patologização), por meio do qual tem questionado publicamente a psicanálise, suas teorias e suas práticas, fazendo não apenas com que o binarismo sexual e seu caráter de invariante antropológica seja interrogado, mas colocando em questão o próprio estatuto da teoria psicanalítica. Esse movimento tem denunciado o caráter inevitavelmente situado, tanto do ponto de vista histórico quanto das suas relações com os regimes de verdade e dispositivos de poder eurocentrados e, por que não dizer, coloniais, da teroria psicanalítica.

Tais movimentos denunciam, ainda, com a sua insistência no reconhecimento da posição central que as identidades ocupam hoje na luta política e no ordenamento dos nossos modos de viver juntos, o próprio lugar social dos psicanalistas, em sua maioria, mesmo em nossa periferia tupiniquim, pessoas brancas, cis, heterossexuais, de alta classe média e pretensas boas mães e pretensos e bons e pais de família.

A hierarquia que a roda pretende quebrar, fazendo circular vozes e experiências diversas, sem respeitar o saber do especialista e uma ideologia da competência, não é muito mais do que a mesma hierarquia social que legitima uma sociedade profundamente desigual, praticamente dividida entre aqueles que são percebidos como pessoas – ou cidadãos – e outros que não passam de objetos de exploração ou de gozo, ainda que este tome a forma da caridade ou de um olhar tolerante para com a sua suposta anormalidade.

Reconhecer a legitimidade das críticas e questionamentos colocados à psicanálise não nos faz negar a sua potência ou a outro lado dessa história, que começa com o sonho socialista do final do século dezenove e levou muitos dos primeiros analistas (e outros desde então até hoje) a sair dos seus consultórios particulares e frequentar territórios inóspitos nos quais não há divã nem dinheiro, tampouco a sessão de cinquenta minutos ou os muitos anos de análise não podem ser levados a sério como condição ou, muito menos, como garantia de que uma análise se fará. Assim, somos herdeiros das clínicas sociais de Freud e de muitos colegas que vêm há muito tempo construir uma psicanálise nas praças, nas ruas e em muitos outros territórios, físicos ou simbólicos, antes nunca frequentados ou frequentáveis por pessoas de bem.

As práticas aqui esboçadas têm um longo histórico, inclusive no serviço público. Psicanalistas instigados por Freud, desde 1919, na Conferência de Budapeste, a qual aponta para a possibilidade de uma clínica "para todos", têm passado de geração em geração, em diversos cantos do mundo, em instituições públicas ou privadas, sendo a sementinha da transformação do setting terapêutico.

As sementes plantadas desde as clínicas públicas europeias (as clínicas populares, as policlínicas, etc.), passando pela clínica de Borda até os coletivos argentinos e brasileiros e os trabalhos dos Broide, dentre outros, criam raízes e fazem brotar estratégias que apostam no protagonismo dos sujeitos. Nos diversos espaços pelos quais a psicanálise tem transitado, a marca deixada é a da corresponsabilização e participação coletiva, além de tomar os usuários dos serviços oferecidos como sujeitos ativos, convidando-os para ser parte principal da construção do seu próprio percurso.

"ACHO QUE UM DOS MAIORES EFEITOS DA RODA
É APRENDER COM A DIALOGAR COM OS DESAFIOS
DE UMA CLÍNICA DIRECIONADA A UM RECORTE ESPECÍFICO;
E AS QUESTÕES SÃO MUITAS: AS POSSÍVEIS IMPLICAÇÕES DE SER
UMA PESSOA CIS ATENDENDO COMUNIDADE TRANS,
COMO SE DÁ A TRANSFERÊNCIA; O SUPOSTO ACESSO E O SUPOSTO
SABER SOBRE A SUBJETIVIDADE DO PACIENTE
A PARTIR DAS VIVÊNCIAS COLETIVAS, DE GRUPO ETC."

Giramos, rodamos...

Em sua primeira atividade, a roda foi sediada em uma sala de grupos do serviço de psicologia aplicada da Universidade. No primeiro encontro (em março de 2020) havia treze pessoas. Todes eram alunes da UFS. No mesmo dia, aconteceu uma apresentação da proposta do projeto, uma apresentação geral dos participantes e um primeiro momento de conversa. Em suas autodenominações, as pessoas ali presentes se intitulavam trans, não-bináries, gays e lésbicas, e a conversa ficou circunscrita à inexistência de espaços "queer" na Universidade e, principalmente, em Aracaju. Os participantes comentaram o quanto essa ausência produz efeitos subjetivos nos modos de relação com a cidade, com a Universidade e, por fim, com eles mesmos. Após a instauração do projeto e de sua estreia em modo físico, nós tivemos mais um encontro.

No segundo encontro, doze pessoas estavam presentes. Dessa vez, a proposta da roda estava em ação, ou seja, não havia nenhum "tema" e nenhum "objetivo específico do dia" que não fosse o interesse de produzir um espaço de fala e escuta enlaçado com a proposta do projeto. No encontro, as pessoas começaram a fazer perguntas, tais como "quem é assumido aqui?" e "quem aqui namora?". Conforme a palavra foi circulando, as pessoas passaram a questionar mais umas às outras. A maioria delas não havia "saído do armário" em casa e praticamente todos informaram que a Universidade havia sido um espaço de "revolução", na medida em que nela puderam "ficar mais livres" e "assumir quem são". O assunto mais comentado na roda foi a dificuldade em "sair do armário" para a família, pois, segundo os participantes, o interior de Sergipe é marcado por uma moral religiosa muito forte. Os participantes falaram muito sobre como era difícil visitar os pais, já que têm de "construir um papel", "fingir ser outra pessoa" ou "cuidar os trejeitos" quando voltam para as suas casas.

Então, aparentemente do nada, veio o vírus. Logo após o segundo encontro, no final de março de 2020, a Universidade Federal de Sergipe decretou, seguindo as orientações do MEC e da OMS, a suspensão temporária de todas as atividades presenciais, devido às primeiras manifestações em grande escala do COVID-19. Esse decreto, consequentemente, atingiu diretamente o projeto, tendo em vista que ele havia sido pensado exclusivamente na modalidade presencial. Levamos algum tempo de adaptação e planejamento, mas, em equipe, pensando nas possíveis consequências negativas do isolamento, acordamos que seria importante oferecer a roda na modalidade on-line, mesmo sabendo que muitas pessoas, em razão de sua condição socioeconômica (devido a ser uma universidade pública), não poderiam participar.

  Nossa decisão levou em conta vários fatores, mas os maiores deles foram os relatos apresentados no segundo encontro, quando os participantes descreveram a dificuldade dos familiares em lidar com a sua identidade de gênero ou sexualidade e a necessidade de retorno aos lares de suas famílias em decorrência das medidas de isolamento social e fechamento temporário das instalações universitárias.

No primeiro encontro on-line havia quatro pessoas. A maioria dos participantes que estavam na modalidade presencial avisaram que não poderiam comparecer ao espaço on-line porque não teriam um espaço confortável ou até mesmo privacidade para falar. Um dos quatro participantes presentes no dia relatou ter mentido que ia andar de bicicleta para sua mãe e foi para a casa de um amigo, pois lá se sentia mais seguro para a fala. Em relação a outro participante, quando deixava o microfone ligado, era possível ouvir sons de novela e gritos, o que dificultava a associação livre dos demais presentes. Outro, quando abria o microfone, dava para escutar ao fundo uma missa.

  A modalidade on-line da roda contou com vários desafios. Muitas pessoas não dispunham de uma conexão estável, ou até mesmo um cômodo protegido para falar, o que fazia com que "caíssem" o tempo todo. Outros não podiam ligar a câmera e havia ainda aqueles que não tinham como falar, mas apenas ouvir. Nesse encontro, a dificuldade foi sentida por todos, mas, mesmo com tais obstáculos, decidimos manter a ideia de oferecer este espaço on-line. Porém, como cada vez menos pessoas se faziam presentes, acabamos optando, depois do quarto encontro, por suspender a atividade da roda e propor um novo formato de trabalho.

  Essa nova modalidade de trabalho foi articulada com a intenção de continuar oferecendo um espaço de escuta, mas, principalmente, pelo pedido de um dos frequentadores da roda por atendimento individual. Foi assim que, em novembro de 2020, partindo da demanda dos participantes, decidimos, em equipe, oferecer o atendimento individual on-line.

  Os atendimentos individuais on-line têm funcionado até o presente momento e está atendendo atualmente 25 pessoas, dentre membros da comunidade UFS, sobretudo discentes, e membros da comunidade externa, podendo este número ser ampliado em função da demanda. Atualmente, o projeto é composto por vários profissionais da psicologia, dentre eles: um coordenador, uma estudante de graduação, três alunos de mestrado, três alunos de doutorado e dois voluntários.

"A ESCUTA ME MOSTROU QUE O QUE SINTO É VÁLIDO
E EU TENHO UM LUGAR QUE EU POSSO COLOCAR PRA FORA
ME LIVRANDO DE JULGAMENTOS
QUE VEM ATÉ DE MIM MESMO,
ME ENCONTRANDO
E ME LIVRANDO
DO QUE ME FIZERAM ACHAR QUE EU SOU,
CONSTRUINDO AOS POUCOS UMA NOVA VISÃO DE MIM
MESMO E DAS NOVAS POSSIBILIDADES DE RELAÇÕES
QUE EU POSSO TER A PARTIR DISSO.
AGORA EU TENHO UM LUGAR
QUE EU ME SINTO SEGURO PRA COMPARTILHAR COISAS
QUE ME ATRAVESSAM E ME SENTIR MAIS LEVE COM ISSO,
DIFERENTE DE COMO ERA ANTES."

Pondo a psicanálise (e a nós, analistas) na roda

É importante demarcar que o projeto não tem por objetivo central se constituir apenas como uma ampliação do campo de ação da psicanálise, no sentido de levá-la ou torná-la acessível a pessoas que habitualmente não teriam acesso a ela, acreditando que se poderia transformar o campo de ação da psicanálise sem transformar ela mesma, sem interrogar seus pressupostos ou suas práticas concretas, com efeitos que nem sempre são aqueles esperados.

Para começar, nos perguntamos sobre a inscrição da psicanálise no dispositivo médico-terapêutico, que no caso das dissidências de gênero tem em seu horizonte algo nomeado 'conformidade sexual' e que se refere, simplesmente, a um suposto acordo entre papéis sociais de gênero e genitais.

Também não nos interessa subscrever aquilo que Marilena Chauí denomina ideologia da competência e a partir daí colocarmo-nos na posição de especialistas e tomar aquelas e aqueles que recusam a norma binária de gênero ou mesmo quem desafia a norma heterossexual ou as boas e higiênicas maneiras de fazer sexo como pessoas que precisam urgentemente de ajuda, cuidado ou orientação (quem sabe para que possam encontrar de volta o bom caminho e assim desistir de maltratar seu corpo com cirurgias e hormonizaçoes que um bom uso do significante revelaria completamente desnecessárias).

Antes disso, trata-se de uma tentativa de escapar ao ímpeto tutelar, aquilo que Ana Cristina Figueredo nomeia ética da tutela, algo distante de outra ética, a da escuta. O que nos leva a um outro eixo permanente de discussão e talvez, na verdade, o principal: quais são as condições da nossa escuta, para que essas pessoas saiam da posição de silenciamento e desamparo discursivo e possam colocar em cena suas próprias questões e significantes e, quem sabe, seus desejos em movimento?

Como pensar nas transformações necessárias à própria psicanálise para que ela escute essas pessoas que não foi capaz de escutar durante tanto tempo? Busca-se colocar, em primeiro plano, a pergunta: "o que a psicanálise tem a aprender?" antes da pressuposição de que ela tem algo a dizer.

Na roda, colocamos cotidianamente a própria psicanálise "no divã", interpelando-a partir da produção de pessoas LGBTTQIAP+, tanto na experiência clínica quanto em suas produções teóricas.

Os efeitos desse posicionamento produz uma resposta direta a toda psiquiatrização/psicologização imediata das demandas da população LGBTTQIAP+, valorizando, antes de qualquer coisa, o vínculo com as pessoas em questão e suas demandas específicas em relação às formas de cuidado sobre si mesmas.

Nossa proposta ética é, sempre que possível, dissolver nas discussões clínicas qualquer condição prévia de inteligibilidade que possa atrapalhar a palavra circulante e, consequentemente, a nossa escuta flutuante, mas não desimplicada. Ao partirmos da ideia de dispositivos não terapêuticos, nós não negamos os efeitos terapêuticos da nossa escuta e posição (de manter a palavra circulando), mas priorizamos a produção de um campo de experimentação ética no qual possam ser produzidas e legitimadas novas forma de existência.

Retiramos o foco do diagnóstico e de um suposto tratamento, tentando, na medida do possível, escapar da nossa herança psiquiátrica. Lemos Preciado, Butler, Muñoz, Viviane Vergueiro e outres. Utilizamos, sem medo, estudos feministas, estudos de gênero e estudos queer, como analisadores da psicanálise, pautando nosso trabalho no reconhecimento de novas matrizes clínicas situadas em nosso tempo e lugar. Queremos nos desembaraçar de uma teoria presa ao passado e de uma personagem, o dito transexual verdadeiro, que talvez só exista hoje nos livros e, infelizmente, nas fantasias de muitos analistas.

Assim, nossa escuta deve se abrir para a singularidade de cada um, sem negligenciar alguns elementos comuns que percorrem algumas experiências e que aparecem na fala de nossas analisantes, respeitando o equilíbrio delicado entre o particular e o comum que aparece, por exemplo, nas diferenças de diversas ordens entre o encontro analítico com mulheres trans, por um lado, e homens trans, por outro, ou entre homens trans e pessoas transmasculines que se definem como não bináires, ou entre aquelas que se declaram mulheres trans e outras que escolhem nomear-se como travestis. Isso nos faz pensar que ao lado do absolutamente singular há aquilo que pode ser compartilhado e fornecer as bases para a construção de um comum.

Nos faz também colocar na nossa lista de tarefas uma reflexão mais detida sobre o lugar e função das identidades em nosso mundo contemporâneo – em suas duas dimensões, como modo de enunciação da experiência subjetiva, e como forma de posicionamento social e modalidade de laço social que constitui hoje, aliás, elemento central da luta política – mas também em nossa clínica e em nossa escuta, o que nos leva, por sua vez, a buscar articulações entre o que podemos definir genericamente como experiência identitária e o aparelho conceitual da psicanálise ou mesmo com a concepção psicanalítica da subjetividade. A escuta de pessoas trans, aliás, certamente pode nos ensinar muito sobre a sustentação de identidades instáveis, não fixas, nômades, sem lugar ou território definido, nos ajudando assim a subverter a racionalidade identitária que, como sabemos, carrega consigo certas armadilhas e pode produzir ao mesmo tempo, reconhecimento e estigma, pertencimento e exclusão.Colocamos também, na roda, nós mesmos. Nossos afetos, desejos, conceitos e pré-conceitos. Nossa contratransferência.

Nosso horizonte ético, clínico e político tem como principal ponto de apoio a análise e elaboração da contratransferência. As implicações relacionadas à transferência no trabalho que estamos construindo são centrais e colocam em pauta os nossos incômodos e posicionamentos, questionando qual o lugar que ocupamos.

Na Roda, nos lembramos sempre da qualificação histórica dada por Jacques Derrida à psicanálise: uma experiência sem garantias e sem álibis, na qual precisamos estar implicados, de fato, sem desmentidos ou denegações (o quanto isso for possível).

Numa das discussões clínicas, uma colega fala da sua expectativa, ou medo, de quando atender uma pessoa trans, o que ainda não aconteceu, já que o serviço é ofertado sem distinção a todas as letras da sigla e pessoas gays e lésbicas são a maioria – o que não deixa de nos colocar questões quanto ao acesso mais ou menos difícil e sobre a própria transferência de certos indivíduos e grupos em relação à psicanálise. Diante do temor da colega, é preciso se perguntar de onde ele vem senão do próprio sujeito, de sua própria experiência do sexo e do gênero, com seus enigmas e inseguranças, da sua fantasia sobre o que é ser analista ou de qual é o saber necessário para sê-la; ou das suas fantasias em relação às pessoas trans, estas sempre articuladas a um imaginário social e, mais estritamente pequeno burguês ou de classe média. Talvez seja só o medo do próprio preconceito ou aquilo que, em relação ao racismo, Robin DiAngelo nomeia fragilidade branca, a ansiedade ou pânico que sentimos quando nos damos conta de que as questões raciais também nos dizem respeito a nós brancos, como nos tocam as questões de gênero, ainda que tenhamos passado todas as nossas vidas capturados pela ilusão de que o gênero ou a raça não eram uma questão, abrigados na transparência de uma identidade cis e branca que nunca havia sido denunciada. De qualquer modo, agora cabia à nossa colega explorar seus preconceitos e seus temores, levá-los, como se diz, para a sua análise.

   Nossas escutas estão constantemente atentas aos efeitos da escuta clínica sobre o analista e de como melhor manejar estes efeitos. O trabalho não é fixo e imutável, mas diz de uma construção e desconstrução temporária que se reinventa continuamente a partir dos significantes e afetos postos na roda pelas nossas analisantes. Desconstrução também do lugar social que ocupamos e que nos faz ver que a incomunicabilidade incontornável do Real muitas vezes ganha a forma de uma experiência que nos parece completamente ininteligível, enquanto nossos analisantes a vivem diariamente. Como aquela de se olhar no espelho e já não saber a que gênero pertence, ou porque deveria pertencer a algum ou somente a um. Ou as muitas experiências de medo, não em fantasia, mas na carne, no cotidiano, medo de sair de casa e não poder andar uma quadra sem sofrer algum tipo de violência. Afinal, para quais de nós a mãe já evocou o espírito santo e conjurou satanás ao ouvir falar dos seus sentimentos? Alguma enfermeira, ou outro profissional de saúde, durante um atendimento hospitalar, já puxou seu cabelo para ver se era de verdade?

   Reconhecemos, por fim, que este trabalho só é possível devido a entrada da psicanálise na universidade, que nos permite criar espaços de escuta a partir de temas contemporâneos, visando manter a atualidade da psicanálise a partir de uma posição de confronto com: perspectivas teóricas diferentes; com posturas críticas em relação à psicanálise; com temas e questões que a psicanálise muitas vezes deixa de fora e, principalmente, com o engajamento dos alunos.

A CASA

CONTINUO NESTE INTENSO GESTO DE ARRUMAR A CASA.
E TRATAR A VIDA COMO SE FOSSE ARTE.
SIGO APAIXONADA POR ESSA ESTRANHA SEDE DE VIVER.
EU COLECIONO MOMENTOS, MEMÓRIAS QUE FAZEM PARTE DE MIM.
SOU CORPO-DOCUMENTO, QUE APRENDEU A SE ENCONTRAR.
E EM CADA DESENCONTRO ME MAPEIO INTEIRO.
É PRECISO LIMPAR A CASA POR DENTRO E POR FORA.
E FAZER DOS LUTOS, UMA SOBREVIDA.
EU SONHO COM O DIA EM QUE O AFETO POSSA SER VIVIDO
LIVREMENTE.
A LIBERDADE QUE MEUS ANCESTRAIS CONQUISTARAM PRA MIM.
EU SOU O SONHO QUE MINHA MÃE COSTUROU
COM AS PRÓPRIAS MÃOS.
COMEÇO, MEIO E FIM.
EQUILIBRANDO PEDAÇOS DA VIDA NUMA CORDA BAMBA.
EU SIGO ME DANDO ABRAÇOS DE TEMPOS EM TEMPOS.
CUIDANDO DA CASA...
ESCREVENDO A MINHA PRÓPRIA HISTÓRIA.

O que anda circulando:

A partir das experiências clínicas e reflexões sobre elas, muitas questões vêm sendo colocadas, especialmente acerca da técnica psicanalítica, suas especificidades na clínica contemporânea e seus limites. Destacaremos algumas, certamente sem a intenção de esgotá-las e ressaltando suas constantes transformações a partir do que a experiência clínica nos interpela a todo momento.

Começamos pelo próprio atendimento on-line, que tem nos colocado muitas perguntas. Algumas podem ser referidas de modo mais direto ao que se passa numa análise ou a quais são as condições para instalação da transferência. Questões que dizem respeito, por exemplo, ao encontro com o olhar do analista em um setting marcado pela presença marcante do rosto do analista na tela, em close. Um rosto que substitui o corpo e reforça o caráter dual e imaginário da relação.

Há, no entanto, algumas interrogações que foram surgindo nas discussões clínicas e que nos dizem algo do que pode haver de singular – e ao mesmo tempo de comum – nos discursos destes que nos encontram ao buscar um espaço seguro para falar de sexo, de gênero e de identidade.

Nesse sentido, aliás, há uma primeira, que se entrelaça com muito do que motivou o nosso projeto e sustenta nossas discussões clínicas e reflexões teóricas: a interrogação sobre o que há de singular na escuta das dissidências sexuais e de gênero. E, também, a dificuldade de respondê-la cedendo à tentação de nos referirmos a uma "clínicada transexualidade", ou mesmo das transidentidades, como antes já se falou em uma clínica da homossexualidade. Essa dificuldade se assenta na ideia de que o reconhecimento do singular não pode associar o estabelecimento de um mesmo traço definidor – identitário? – ao funcionamento subjetivo ou ao processo de estruturação psíquica de pessoas tão diferentes e que vivem experiências subjetivas e sociais tão distintas, uniformizando e totalizando um campo radicalmente múltiplo de vivências e mesmo de inscrição no laço social. O perigo aqui é recairmos no modelo diagnóstico-etiologia que procuramos combater, ainda que nos abriguemos numa suposta busca por uma forma particular de laço transferencial ou de demanda.

Por outro lado, de que forma tomar, dada a sugestão de alguns autores, como elemento comum a essa escuta a precarização ou vulnerabilização dessas vidas, sem, contudo, nos deixarmos submeter a uma ética da tutela, negando a potência de tais experiências e alocando os sujeitos que as vivem naquele velho lugar de pobres pessoas que sofrem e precisam de ajuda e orientação. Como exercer um cuidado ético que reconheça esses sujeitos como absolutamente capazes de conduzir as próprias vidas e fazer suas próprias escolhas? Sem confundir as determinações inconscientes com as injunções da ordem social ou com os mandatos dos discursos de poder, muitas vezes disfarçados em verdades científicas neutras e objetivas? Sem confundir o desamparo estrutural com o desamparo discursivo produzido por uma sociedade desigual e cis-heteronormativa que silencia o diferente e se recusa a incorporar novos significantes e outros regimes de inteligibilidade. Uma sociedade – e uma psicanálise – ainda presa ao que Preciado nomeia epistemologia da diferença sexual.

Para nós, faz sentido buscar uma singularidade compartilhada, mas talvez ela deva ser buscada não no que nos afasta dessas pessoas e de suas experiências, mas no que elas nos dizem sobre nós mesmos ou sobre os processos e modos contemporâneos de subjetivação, sobre a nossa submissão à racionalidade identitária, por exemplo, ou sobre nossa inscrição em um regime biopolítico de fabricação tecnocientífica de corpos, como aponta Paul B. Preciado.

Há outras perguntas, diversas. Dentre essas, destaco aquela que se tece com as possíveis relações entre a saída do armário e o lugar ocupado no espaço doméstico, familiar. Ela apareceu claramente no primeiro encontro da roda e foi decisiva para que optássemos pela oferta do atendimento individual durante o isolamento social que marcou 2020 e 2021.

Há ainda, algumas discussões clássicas que circulam no campo diversificado das práticas extramuros, da psicanálise implicada e do atendimento a indivíduos e grupos precarizados e que nos tocam de uma maneira distinta. Dentre elas, destacamos a referência ao território e à necessidade de sairmos de nossa zona de conforto e percorrermos pedaços da cidade que normalmente não são visitados ou sequer vistos, terrenos em que muitas vezes nós, com nossas roupas, gestos e cores, somos percebidos como suspeitos, às vezes indesejados.
Isso talvez se conecte ao fato de que nos encontros da roda todos participantes eram alunes da UFS. Será a universidade, essa mesma que para muitos constitui um espaço de liberdade e experimentação, um

terreno perigoso ou distante demais para outres? Talvez a roda precise se multiplicar, se desdobrar, procurar se instalar em outros lugares distantes ou em momentos esquecidos ou aparentemente perdidos, como se deu naquela sala de espera do ambulatório, quando a roda tornou potente um tempo no qual não havia nada a fazer.

Mas qual território ocupam as pessoas LGBTQIAP+ e, em especial, as pessoas trans? Será um só ou serão muitos, diversos, talvez intangíveis, de modo que situá-las em um único espaço não seja mais do que outra forma insidiosa de preconceito, de empurrá-las para fora do nosso mundo. Pois é certo que muitas delas, as travestis sobretudo, foram expulsas de casa e tiveram o acesso barrado à escola e ao emprego, mas outres podem estar ao nosso lado, morando em nosso bairro ou mesmo em nosso prédio, apenas são invisibilizadas, não queremos ou não conseguimos ver. Às vezes, essas pessoas não querem mesmo ser vistas, não estão prontas.

Assim, um analisante nos fala das incontáveis horas diante do espelho antes que se sinta pronto para sair de casa e enfrentar o mundo. Será mais fácil encontrar, dentro da própria casa, diante de si, o olhar do analista? Tal dificuldade significará que é melhor o analista não o enxergar? E assim voltamos ao tema do olhar, da sensação de ser descoberte, de um encontrar no rosto do outro um olhar não empático, que percorre o corpo dissidente como se em busca de algo que denuncie ou ratifique a sua anormalidade.

Em articulação direta com o tema do olhar (do outro) e nos fazendo retomar a discussão sobre o lugar das identidades na clínica e em particular o tema das identidades instáveis, formas de autoenunciação que de alguma maneira subvertem a racionalidade identitária que supõe conformidade a si mesmo, integridade e permanência, nos submetendo ainda ao discurso tecnocientífico na esperança de que ele nos revele a verdade sobre o nosso ser, aparece com frequência o tema da memória e um permanente trabalho de reconstrução de si para o qual o olhar/testemunho do analista seja fundamental.

Pensamos nos diversos relatos de uma infância ou adolescência na qual a autoimagem buscada não encontrava suporte no olhar empático do outro ou ainda no trabalho necessário de fazer coexistir em um mesmo passado, em uma mesma história de si, em um mesmo futuro possível, duas existências, que segundo o discurso hegemônico são contraditórias, opostas, um passado vivido como homem e um presente trabalho necessário de fazer coexistir em um mesmo passado, em uma mesma história de si, em um mesmo futuro possível, duas existências, que segundo o discurso hegemônico são contraditórias, opostas, um passado vivido como homem e um presente vivido como mulher, por exemplo. Pensamos em uma paciente que só depois de conquistar a retificação do gênero na certidão de nascimento, só após ver reconhecido juridicamente o nome no qual se reconhece pôde se reencontrar como seus álbuns de fotografias da infância, pôde não se sentir perseguida por algumas imagens perdidas nas redes sociais e nas quais, até aquele momento, era impossível se ver.

Enfim, são muitas questões, mas como nos coloca Roberto Correa dos Santos, o que é o trabalho analítico, o que é uma análise senão um permanente desdobrar de enigmas?

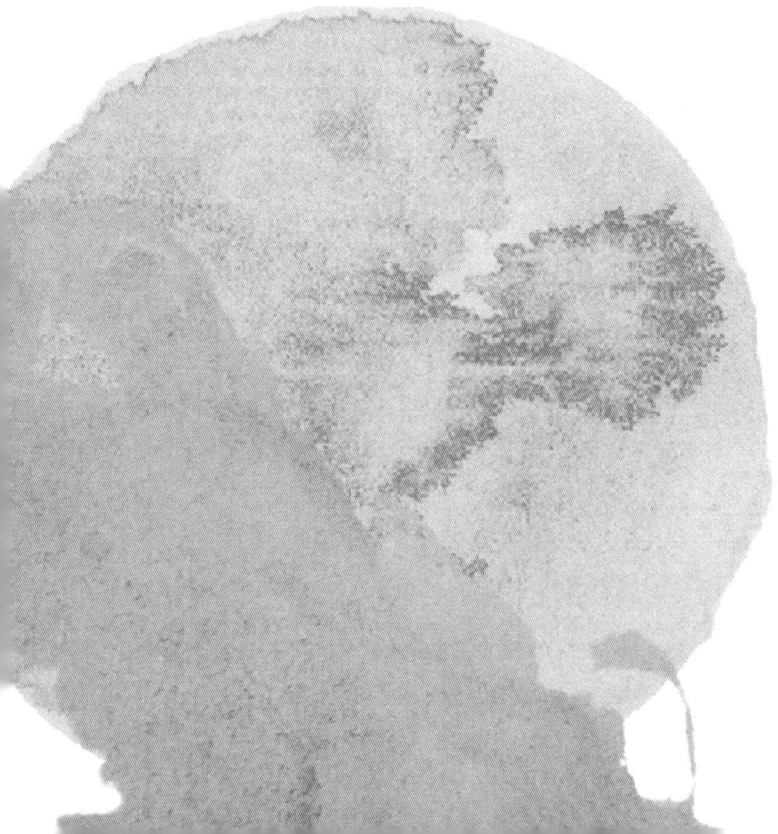

"PERCEBO QUE TEM AMPLIADO A MINHA VISÃO
SOBRE AS APLICAÇÕES DA PSICANÁLISE
MINHA VIDA PROFISSIONAL,
TANTO NA CLÍNICA INDIVIDUAL
QUANTO NO TRABALHO INSTITUCIONAL
OU EM GRUPO;
APROFUNDANDO NAS QUESTÕES SOBRE GÊNERO
QUE JÁ ESTUDAVA DURANTE A GRADUAÇÃO
E TAMBÉM VARIADAS QUESTÕES SOCIOPOLÍTICAS QUE SÃO
CAPTADAS POR NOSSAS OBSERVAÇÕES
DENTRO E FORA DA RODA."

Quem faz a roda girar? (por enquanto!)

Arci Gardênia Alves Santos
Carla Laíse Santana de Oliveira
Claudia Ciribelli Rodrigues Silva
Eduardo Leal Cunha
Jeferson Santos da Silva
José Stona
Letícia Santana Santos
Maria Nayane Sampaio
Rafaell Leopoldo
Renata Oliveira
Sophia Heleno Rito Lima

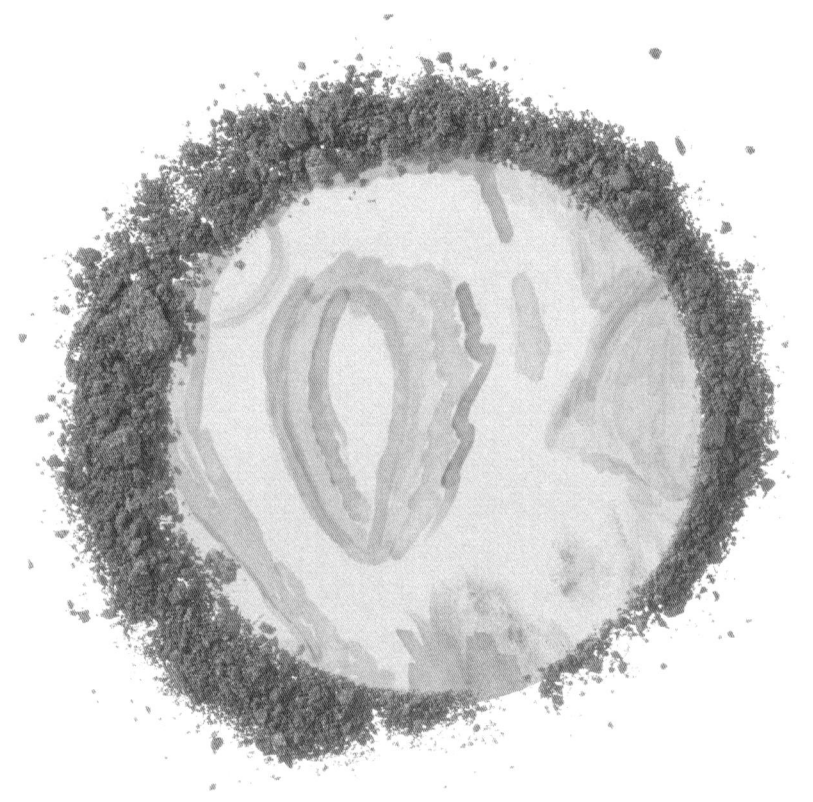

Fazendo circular nossas referências

ARÁN, M. A transexualidade e a gramática normativa do sistema sexo-gênero. Ágora: Estudos em Teoria Psicanalítica, 2006, 9(1), 49-63.

ARÁN, M. A psicanálise e o dispositivo diferençam sexual. Estudos Feministas, 2009, 17(3), 653-673.

AYOUCH, T. Da transexualidade às transidentidades: psicanálise e gênero plurais. Percurso, 2015, 54(28), 23-32.

AYOUCH, T. Quem tem medo dos saberes T.? Psicanálise, estudos transgêneros, saberes situados. Periódicus, 2016, 5(1), 3-7.

BUTLER, J.Desdiagnosticandogênero,Physis, Revista de Saúde Coletiva, Rio de janeiro, 2009, p. 95- 126.

CHAUÍ, Marilena. A ideologia da competência. In: CHAUÍ, Marilena. O que é ideologia. 2. ed. São Paulo: Brasiliense, 2008. cap. V, p. 108-109. ISBN 878-85-11-01013-8.

CUNHA, E. L. A psicanálise e o perigo trans (ou: por que psicanalistas têm medo de travestis?). Periódicus, 2016, 5(1), 7-21.

CUNHA, E. L. O que aprender com as transidentidades: psicanálise, gênero e política. Porto Alegre. Criação Humana. 2016, 160p.

CUNHA, E. L. A psicanálise, o sexo e a caixa de ferramentas de Michel Foucault. In José Stona (Org.). Relações de Gênero e Escutas Clínicas: 2022, volume II (1ª ed., pp. 55-80). Aracaju, SE: Afirmativa. 298p.

DERRIDA, Jacques. Estados de alma da psicanálise. São Paulo: Escuta, 2001.

DIANGELO, R. (2018). Fragilidade branca. Revista ECO-Pós, 21(3), 35-57. doi:https://doi.org/10.29146/eco-pos.v21i3.22528

FIGUEIREDO, A C. Vastas confusões e atendimentos imperfeitos: a clínica psicanalítica no ambulatório público. Rio de Janeiro. 2002.Relume-Dumará, 2a ed.

POMBO, Mariana. A diferença sexual em mutação: subversões queer e psicanalíticas. 1. ed. Curitiba: Calligraphie, 2021. 328p.

LEVICOVITZ, S. Grupos de recepção ambulatorial: uma introdução ao tema. Cadernos do IPUB, Rio de Janeiro, IPUB-UFRJ, n. 17, 2000.

LIPPI, S.; Manuglier, P.Disfórico é você! Clínica & Cultura v. 9, n.1, jan-julho 2023, p. 4 – 29.

MUÑOZ, J. E. Disidentifications. Queers ofcolorandthe performance ofpolitics. Minneapolis:UniversityofMinesota Press, 1998.

PRECIADO, Paul.2017. Manifesto Contrassexual: práticas de subversão da identidade São Paulo: n-1 edições.

ROSA, M. d. A clínica psicanalítica em face da dimensão sociopolítica do sofrimento. Editora Escuta, 2016, 200 p.

SANTOS, Roberto Corrêa dos. Modos de saber, modos de adoecer: o corpo, a arte, o estilo, a vida, o exterior. Belo Horizonte: Ed UFMG, 1999.

SOUZA, J. O. M. L. D. (2010). Terapias do "armário": clínica, ética e homofobia. (Trabalho de conclusão de curso). Brasília, DF.

STONA, J e Carvalho, M &Stona, J. (Orgs.). Remonta: a escuta clínica da população LGBTTQIAP+. 1.ed. Salvador, BA: 2021. Devires, 184p.

STONA, J., & Ferrari, A. G. (2020). Transfobias Psicanalíticas. Revista Subjetividades, 20 (1), e9778.

STONA, J; FERRARI, A. G. F. cissexismo como uma norma não escrita da psicanálise (ou: para que serve o gênero à clínica?). Periódicus, 2020. Salvador, n. 13, v.2, pp. 102-118.

TENÓRIO, F. Desmedicalizar e subjetivar: A especificidade da clínica da recepção. Cadernos IPUB, 2020, 6(17), 79-91.

TENÓRIO,F.; OLIVEIRA,R.; LEVCOVITZ,S. A importância estratégica dos dispositivos de recepção. In Cadernos IPUB, Instituto de Psiquiatria– UFRJ. 2000. Rio de Janeiro, v 6, n 17, pp. 7-14.

TORRES T.S., HOAGLAND B., BEZERRA D.R.B. (2020). Impact of COVID-19 pandemic on sexual minority populations in brazil: an analysis of social/racial disparities in maintaining social distancing and a description of sexual behavior. AIDS Behav. Doi: 10.1007/s10461-020-0298.4-1.

TRANSGENDER EUROPE (TGEU). Transgender Day of Visibility 2020: Trans Murder Monitoring Update.

VAN HAUTE, P., &GEYSKENS, T. Psicanálise sem Édipo? Uma antropologia clínica da histeria em Freud e Lacan Belo Horizonte, MG: Autêntica, 2016.

VERGUEIRO, V. 2018. Sou travestis: estudando a cisgeneridade como uma possibilidade decolonial 1. ed. Brasília: Padê editorial.

"ME CHAMO ----, E SOU ACOMPANHADA PELA ---- ALGO EM TORNO DE 10 MESES, E É ENGRAÇADO COMO CHEGAMOS NA TERAPIA TOTALMENTE TRAVADOS, E ATÉ COM VERGONHA DE COMPARTILHAR DETERMINADAS SITUAÇÕES, ENTRETANTO POSSO DIZER COM TOTAL CONVICÇÃO A PROFISSIONAL MARAVILHOSA QUE VEM ME ACOMPANHANDO NESSA TRAJETÓRIA, SEREI SEMPRE MUITÍSSIMO GRATA PELA OPORTUNIDADE. O ACESSO AO PROJETO TEM SIDO DE SUMA IMPORTÂNCIA PARA O MINHA JORNADA DE AUTO DESCOBERTA, A GENTE SEMPRE OUVE FALAR DA IMPORTÂNCIA DO PROCESSO TERAPÊUTICO QUE É A TERAPIA, E TER ACESSO DE MANEIRA CÔMODA E ACESSÍVEL É GRATIFICANTE. TENHO ENTENDIDO DIVERSAS QUESTÕES SOBRE O MEU RESPEITO E ATÉ MESMO A MANEIRA COMO ENXERGO O MUNDO LÁ FORA, E ATÉ COISAS QUE NÃO SABIA QUE ESTAVAM AQUI, VIVER É COMPLEXO, O AUTOCUIDADO SE FAZ NECESSÁRIO DE TODAS A MANEIRAS POSSÍVEIS E IMAGINÁVEIS. E HOJE, DESEJO QUE PROJETOS COMO ESSE CHEGUEM E ABRACEM OUTRAS PESSOAS, QUE CADA SER POSSA SE ENXERGAR COMO INDIVÍDUO, QUE POSSUI VIVÊNCIAS, SENTIMENTOS E EMOÇÕES POTENTES, O TREM DA VIDA SEGUE OS TRILHOS DO ACASO, MAS LEMBRE-SE, VOCÊ NÃO ESTÁ SOZINHO..."